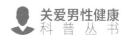

关爱男性健康
科普丛书

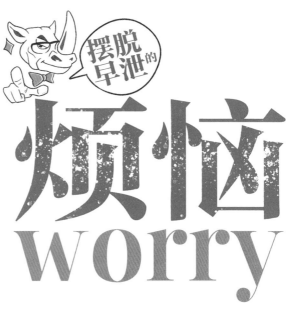

摆脱早泄的

烦恼
worry

总主编　邓春华　商学军

主　编　袁轶峰　易　睿

副主编　王　彬　王阳赟　李群生

编　者（按姓氏笔画排序）

于文晓　王　进　杨　杰　杨晓健

吴宗传　张亚东　陈望强　欧阳斌

洪志明　高　明　涂肇中　曹德宏

梁志刚

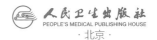

人民卫生出版社
PEOPLE'S MEDICAL PUBLISHING HOUSE
·北京·

图书在版编目（CIP）数据

摆脱早泄的烦恼 / 袁轶峰，易睿主编 . -- 北京：人民卫生出版社，2022.2（2022.7重印）

（关爱男性健康科普丛书）

ISBN 978-7-117-32838-8

Ⅰ.①摆…　Ⅱ.①袁…②易…　Ⅲ.①早泄 – 诊疗　Ⅳ.① R698

中国版本图书馆 CIP 数据核字（2022）第 015933 号

人卫智网	**www.ipmph.com**	医学教育、学术、考试、健康，购书智慧智能综合服务平台
人卫官网	**www.pmph.com**	人卫官方资讯发布平台

摆脱早泄的烦恼
Baituo Zaoxie de Fannao

主　　编：袁轶峰　　易　睿
出版发行：人民卫生出版社（中继线 010-59780011）
地　　址：北京市朝阳区潘家园南里 19 号
邮　　编：100021
E - mail：pmph @ pmph.com
购书热线：010-59787592　　010-59787584　　010-65264830
印　　刷：三河市宏达印刷有限公司（胜利）
经　　销：新华书店
开　　本：889 × 1194　　1/32　　印张：3.5
字　　数：70 千字
版　　次：2022 年 2 月第 1 版
印　　次：2022 年 7 月第 2 次印刷
标准书号：ISBN 978-7-117-32838-8
定　　价：39.80 元

打击盗版举报电话：010-59787491　　E-mail：WQ @ pmph.com
质量问题联系电话：010-59787234　　E-mail：zhiliang @ pmph.com

《关爱男性健康科普丛书》
编写委员会

总主编 邓春华 商学军

编 委（按姓氏笔画排序）

于文晓 马伟明 王 进 王 彬

王 鹏 王阳赟 孙祥宙 李 博

李东杰 李宏军 李俊涛 李群生

杨 杰 杨晓健 杨锐林 吴宗传

张山河 张亚东 张志超 陈望强

欧阳斌 易 睿 洪志明 袁亦铭

袁轶峰 翁治委 高 明 涂肇中

曹德宏 梁志刚

内容提要 〉〉〉

　　本书针对男性早泄患者最关心的问题,由临床经验丰富的专家编写,力求有用但不学术、有料但不零碎、有趣但不娱乐,并配以插图,将较为枯燥的医学知识转化为趣味性强的内容,使读者更容易理解。全书共分为 4 篇,即入门篇——了解早泄、进阶篇——甄别早泄、实战篇——治疗早泄、修炼篇——管理早泄。本书对如何认识早泄以及早泄的病因、诊断、中医疗法、西医疗法、饮食疗法和预防措施等均做了详尽的解说。古人云:"三分治疗,七分调养",本书在强调医学治疗的同时,更强调患者从心理、饮食、生活方式等方面对自身疾病的综合调理。

序 〉〉〉

为推进健康中国建设，提高人民健康水平，中国共产党中央委员会、国务院于 2016 年发布《"健康中国 2030"规划纲要》，强调今后 15 年是推进健康中国建设的重要战略机遇期。2019 年国家卫生健康委员会制定《健康中国行动（2019—2030 年）》，围绕疾病预防和健康促进两大核心，提出将开展 15 个重大专项行动，促进以治病为中心向以人民健康为中心转变，努力使群众不生病、少生病。实施健康知识普及行动是第一个专项行动，充分体现了这一行动的重要性，并强调了"每个人是自己健康的第一责任人"的重要观点。

男性生殖健康，对于维护男性整体健康至关重要，是健康中国的重要组成部分。男性生殖健康不仅仅是没有疾病或不适，还得具有正常性功能和生育能力，同时拥有良好的精神和心理状态。然而，目前我国的男性健康形势不容乐观，常见的男科疾病发病率高且呈上升、低龄化趋势。男科疾病与生活方式、作息习惯及精神、心理因素息息相关，所以，男性生殖健康管理,不仅需要男科专业医生指导,更重要的是让每个男性朋友都熟悉男性健康科普知识,才能更好地预防和治疗男科疾病。

目前在我国男性健康问题仍未引起全社会的足够重视,正规科普教育投入还严重不足,导致老百姓的男科疾病防治知识匮乏。同时更让我们担心的是男科伪科普"知识"泛滥,男性健康知识的宣传渠道与内容良莠不齐,加上男性健康问题又有隐私性特点,在很大程度上影响了人们对科普知识的正确判断,导致男科患者上当受骗的事件层出不穷。

基于现状,中华医学会男科学分会近些年也通过线上、线下开展了一系列男科科普工作,同时为了发动更多社会力量参与,更好地实施和传播科普,中华医学会男科学分会于 2020 年在中国初级卫生保健基金会下专门成立了"关爱男性健康"公益基金,其主要工作就是做好男性健康科普教育组织和推广工作。为贴近现代青年人的思想,顺应互联网及新媒体的推广潮流,"关爱男性健康"公益基金组织了一批青年男科专业医生团队,编写"关爱男性健康科普丛书",从实际需求出发,系统化宣传男性健康科普知识,力求让老百姓听得到、听得懂、听得进,该系列书主要有三大特点。

一是有用但不学术: 本系列书的编写队伍基本是专业男科医生,有着丰富的临床经验,这些青年医生平常喜欢在自媒体做科普,能准确把握读者的需求和兴趣,不会陷入"学术式科普"的泥潭,能把晦涩的男科知识用通俗易懂而且准确的语言传递给读者。

二是有料但不零碎：本系列书会系统梳理男性从儿童期到老年期全生命周期中最常见、最关心的男科疾病问题，供不同年龄段读者选择，同时考虑现在很多人喜欢碎片化阅读的习惯，在前后连贯的章节里会有独立的主题。

三是有趣但不娱乐：男性生殖系统涉及很多敏感词汇，很容易让读者感觉低俗、过度娱乐化。本系列书主要采用文字结合插图的形式，使用大家熟悉的类比物体或故事方式来讲述男科科普知识，也适合广大女性朋友阅读。

健康中国，科普先行，男性生殖健康知识普及行动不但要"心动"，更要"行动"，希望每个读者都成为男性健康科普知识的传播者，为传播男性生殖健康科普知识做出贡献，最终也成为受益者。

中华医学会男科学分会主任委员
中山大学附属第一医院男科主任

中华医学会男科学分会候任主任委员
《中华男科学杂志》主编

2022 年新年伊始

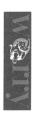

前言 〉〉〉

人有三急，最痛苦的莫过于想憋着但又憋不住的感觉，相信在日常生活中很多人都有过这样的感受。生活中的"三急"主要是指排泄，大多数人经历过尿急（小便）、便急（大便）、屁急，说它们"急"是因为让人难以忍受，无法憋住，不讲条件，要尽快解决。其实对于很多成年男性朋友还有难以启齿的"一急"，我们况且称之为精急（精液），主要是指在男女性爱过程中男性无法控制或延迟射精，导致性生活时间短，在医学上有一个专有疾病名称——早泄（PE）。

通常情况下，大众普遍认为"男人在那方面不行"就是阳痿，医学上称之为勃起功能障碍（ED），其实在性生活过程中有三大环节都可能会发生男性性功能障碍，包括性欲、勃起、射精。ED 是在勃起环节出问题的一种常见男性性功能障碍，而 PE 是在射精环节中常见的另一种男性性功能障碍。虽然 ED 与 PE 的发病率都非常高，但大众对于 PE 的了解程度远不如 ED，主要原因在于：①目前医学对 PE 病因的认识还不十分清晰，对 PE 的定义也一直有争议，因个体需求差异，很难有统一的标准；②对 PE 的科普宣传太少，之前治疗 PE 的手段比较少（特别是在药物方面），而且效果都不是很确切，导致其宣传较少，一直到专门治疗早泄的药物达泊西汀问世，其宣传才逐渐增多；③对 PE 的重视不够，PE 很多时候对女性在性体验方面的影响大于男性，在改革开放前因为女性地位原因，很难表达出不满的诉求，而男性虽然时间短，但能通过射精达到性高潮，顾及面子和尊严也很少主动寻求帮助。

其实 PE 产生的危害不比 ED 低，PE 不仅直接影响男性，更影响女性的性生活体验，同时还会影响两性关系、感情、婚姻，甚至影响家庭和睦与社会和谐。随着经济快速发展及生活水平的不断提高，人们对性生活的质量要求也越来越高（特别是女性），所以，早泄这一常见的男科疾病越来越受到大家的重视和关注。但由于目前 PE 相关的正规科普还比较少，加上男科疾病隐私性的特点等，PE 相关的各种误导性宣传及伪科普泛滥，最典型的就是滥用手术治疗 PE，给男性及家庭带来不可挽回的经济、心理及身体损害。

随着社会发展，需要健康服务的 PE 男性人群不断增多，与之发展不对称的是大众对 PE 认识的缺乏，基于此现状，我们编写了本书。书中用通俗易懂的语言对 PE 的基本知识做了介绍，并挑出一些大家比较关心的常见问题做出解答，例如手淫是否导致早泄,包皮与早泄是否相关,配有漫画插图,风趣幽默,而且提纲挈领地进行总结或重点提示。

希望本书能给受性生活时间短困扰的男性或女性朋友带来更多的帮助。

编者

2022 年新年伊始

全书速览 〉〉〉

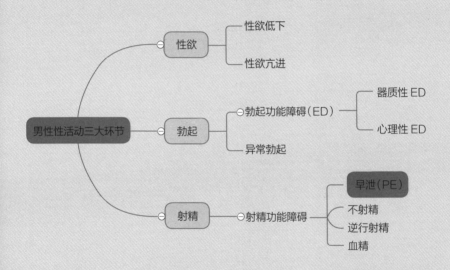

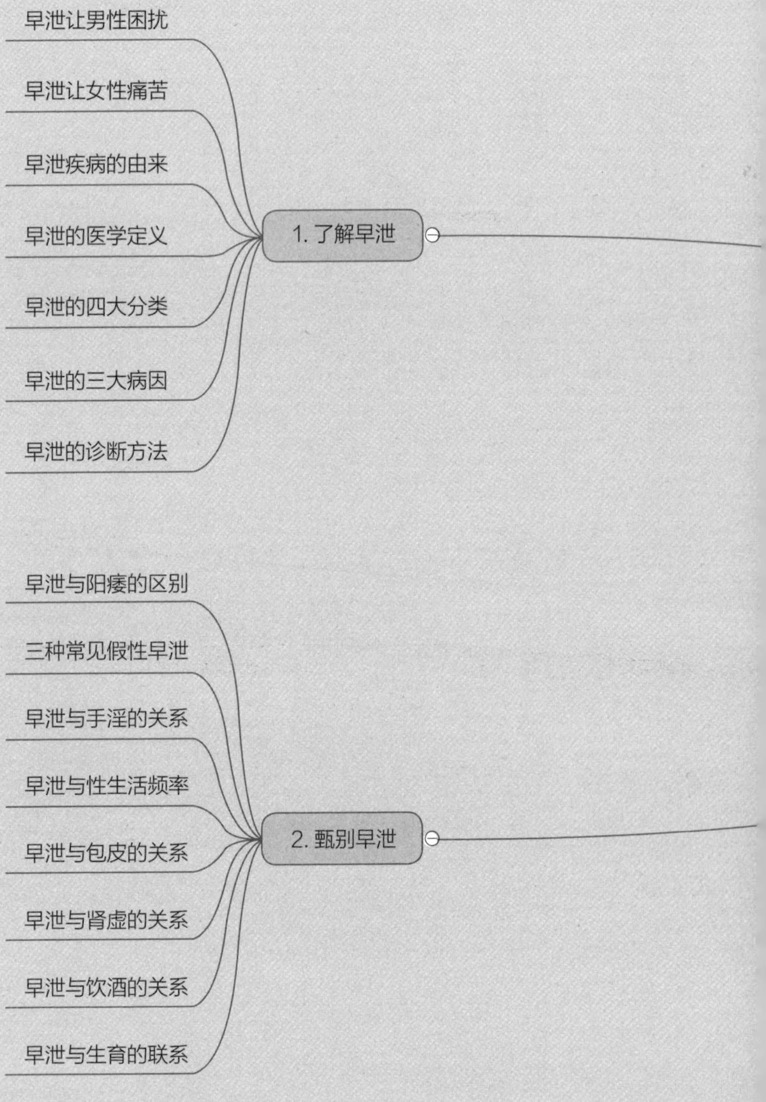

早泄让男性困扰

早泄让女性痛苦

早泄疾病的由来

早泄的医学定义 ── 1. 了解早泄 ─

早泄的四大分类

早泄的三大病因

早泄的诊断方法

早泄与阳痿的区别

三种常见假性早泄

早泄与手淫的关系

早泄与性生活频率

早泄与包皮的关系 ── 2. 甄别早泄 ─

早泄与肾虚的关系

早泄与饮酒的关系

早泄与生育的联系

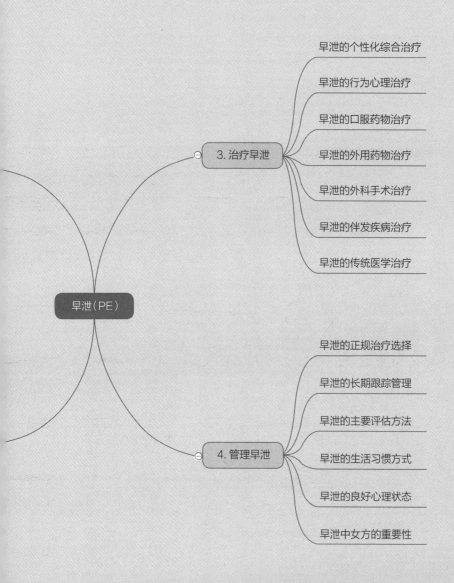

早泄（PE）

3. 治疗早泄
- 早泄的个性化综合治疗
- 早泄的行为心理治疗
- 早泄的口服药物治疗
- 早泄的外用药物治疗
- 早泄的外科手术治疗
- 早泄的伴发疾病治疗
- 早泄的传统医学治疗

4. 管理早泄
- 早泄的正规治疗选择
- 早泄的长期跟踪管理
- 早泄的主要评估方法
- 早泄的生活习惯方式
- 早泄的良好心理状态
- 早泄中女方的重要性

目录 〉〉〉

PART 3

实战篇——治疗早泄

PART 4

修炼篇——管理早泄

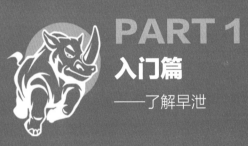

PART 1
入门篇
——了解早泄

一、

性功能障碍呈年轻化趋势，早泄让男人难上加难

中国人是世界上最早研究性现象的民族之一。

《孟子·告子上》云："食、色，性也。"

这一至理名言说明我们的祖先很早就认识到食欲和性欲都是人的本性。

饮食是生存的基础，性爱是繁衍的基础，但随着人们生活水平的不断提高，对饮食的要求已不再是为了解决生存和温饱问题，更多的人是追求美食带来的享受与快乐，甚至通过饮食来养生。

性爱也一样，性爱不仅仅是为了人类生命的繁衍，也是爱情的纽带和快乐的源泉，更关系到人的整体健康，正常的性活动可以促进男女身心健康。

近年来，随着社会经济不断发展、工作竞争不断加剧以及生活节奏不断加快，男性的压力也在不断增加。

"熬着夜吃着烧烤,烟酒可乐不能少"成了很多年轻男性缓解压力的生活方式;精神压力大、久坐、熬夜等不良习惯,缺乏运动及肥胖,使得疾病年轻化已经成为一种趋势。

　　高血压病、糖尿病、高脂血症、高尿酸血症等常见的慢性疾病,年轻人的发病率逐年上升,同时带来的男性性功能障碍问题日益突出,呈低龄化趋势,不仅对男性本身的身心健康造成严重影响,同时影响男女双方感情,甚至会影响家庭及社会和谐。

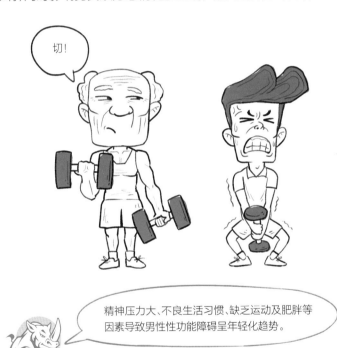

精神压力大、不良生活习惯、缺乏运动及肥胖等因素导致男性性功能障碍呈年轻化趋势。

在男性性功能障碍方面，有两个"难言之痛、羞于启齿"的怪兽让很多男性喘不过气：一个是大家都很熟悉的勃起功能障碍（ED），俗称"阳痿"，是指男性无法勃起或不能维持足够的勃起以完成满意的性生活，导致很多男性成为性生活中真正的"难人"；另一个可能很多人还不太熟悉，即射精功能障碍中的早泄（PE），主要是由于男性不能控制或延迟射精导致性生活时间短，最终引起男女双方性生活满意度低，特别是女性，性生活中很难达到性高潮以获取愉悦。随着女性的要求越来越高，PE 也越来越受到关注，让男人在性生活中"难上加难"。

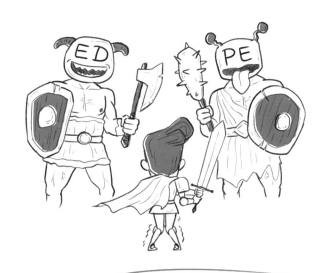

困扰男性常见的性功能障碍除了大家熟悉的阳痿，还有早泄。

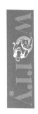

二、

男女性反应周期大不相同，早泄让女人苦不堪言

很多人把性生活理解为简单的"活塞运动"，把原本需要慢慢品尝的性生活"烛光晚餐"当成"快餐"吃了，就有点儿太可惜了。

完美的性生活就如同一次情侣浪漫的烛光晚餐，需要有精心的准备、美妙的高潮和愉悦的尾声。熟悉性爱过程中身体与心理的变化及男女性反应周期的不同特点，有助于我们更好获得美妙、愉悦的性生活体验。

在一次完整的性生活中，男性依次经历了性欲、勃起、射精、快感这四个本能的性生理现象，这一系列的性功能具有独立性，但相互间又有着密切联系。

性欲也就是我们常听说的"性前戏"，如同"开胃小菜"，包括语言、拥抱、亲吻等性爱前行为，唤起男性身体欲望，并分泌性腺，刺激男性阴茎勃起。

勃起是极为复杂的生理和心理过程，涉及各个系统，其中最主要是血管和肌肉的相互作用，在勃起过程中任何环节出现问题都可以导致 ED，让男人虽然有性欲但不能勃起，也就是我们常听说的：男人最尴尬的事莫过于"上面"有想法，"下面"没办法。

勃起后就到了性生活的关键环节"性中戏"，如同"美味佳肴"，主要是性爱行为，一直到男性射精结束。男性的射精生理过程包括泌精、射精、快感三部分，主要是神经和肌肉的作用，使性生活过程中阴茎接受的刺激不断累积，伴随着大脑持续的兴奋，短暂的快感，男性性高潮时精液经尿道射出体外的过程。在这一过程中最容易出现的问题就是射精功能障碍，其中最常见的是早泄，由于射精控制力差导致"性中戏"时间短。

激情四射的高潮过后的"性后戏"也别有一番韵味，如同"餐后茶歇"，拥抱、聊天等有助于性和谐，为下一次性生活带来更好的期待。

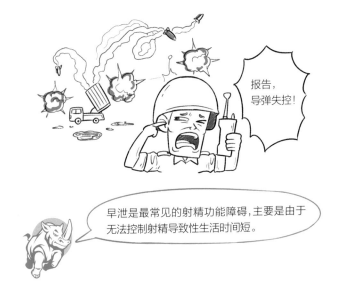

报告，导弹失控！

早泄是最常见的射精功能障碍，主要是由于无法控制射精导致性生活时间短。

性生活不是"独角戏",而是两个人持续配合的过程。

男女双方在这一过程中,身体和心理都会发生一系列变化,医学上称为性反应周期,是指从性兴奋开始到性高潮,然后再从性高潮回复到平静状态的过程,分为 4 个时期。

兴奋期——性欲唤起到开始出现性紧张阶段。

持续期——性紧张阶段向性高潮发展的性交时期。

高潮期——性紧张到达巅峰至完成性生活阶段。

消退期——高潮期之后到身体恢复原状的阶段。

男女都会经历这 4 个时期,但由于男女生理和心理的差异,其性反应周期大不相同,总结 4 个字就是:男快女慢。男人像灯,一点就着,一按就灭;女人像熨斗,升温很慢,降温也慢。

男性比女性到达性兴奋快,持续期更容易到达高潮,消退期恢复正常也快,如果男性持续期时间短,女性可能还没达到兴奋,男性就提前射精了,更别提达到愉悦的性高潮了,女性根本无法得到满意的性生活。

很多时候 PE 对女性造成的心理影响甚至高过 ED,因为如果男性 ED,很多时候男女双方无法到达"性中戏",女性的兴奋性和生理反应也没能完全激发就结束了,而男性 PE 是男女双方已经有"性中戏",女性正经历从兴奋到高潮时期,其盆底血管肌肉等生理反应已经启动,男性提前射精导致性爱戛然而止,更让女性苦不堪言。

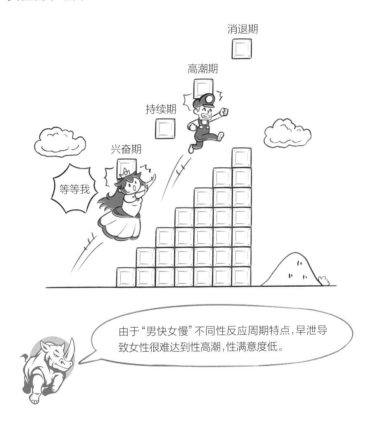

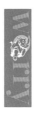

三、

射精快是自然选择的结果，从进化看早泄的前世今生

早泄是大多数男人比较忌讳的一个话题，心里总会有一个声音：我行吗？我不行！我怎么就不行呢？这个声音往往会伴随着心理和生理的压力。

但其实在古代并没有早泄这个疾病，甚至射精快是作为一种遗传优势被保留下来的，也可以说我们大多数男同胞都是"快枪手"的后代。这得从进化和生物学的角度看早泄的前世今生。

在原始社会，生产力极其低下，生存环境恶劣，人们靠天吃饭，住在野外，穿着简陋，在当时性生活的唯一目的或者说最被看重的目的是繁衍生殖，男女性行为几乎是在没有任何防御的状态下进行的。灵长类动物，时刻面对不远处野兽等天敌的虎视眈眈，其性生活的时候随时都面临生命危险，所以快速射精完成性过程是最安全的行为选择，这样既能够完成留下后代的繁殖任务，又能减少危险暴露状态的时间，全身而退。另外，大家都知道性生活是需要耗能的，粮食缺乏导致人大多数时候处于饥饿状态，还经常需要逃跑来躲避敌人，所以，快速射精往往是最节约能量的行为,是高效、节能、合理的生物学选择。根据优胜劣汰、适者生存的自然法则,在人类早期,射精快可能作为一种竞争进化优势通过遗传被保留下来。

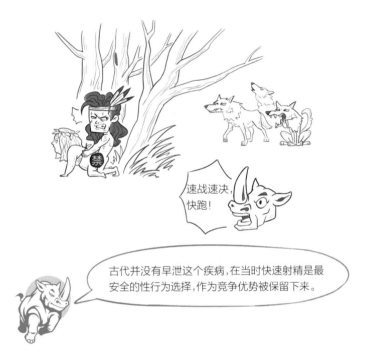

随着人类社会的不断发展和进步,人们基本的生存问题得到了解决,有了居住的房子,性活动从室外搬到了室内,性生活除了人的本能和繁衍后代外,还有满足男女愉悦需求的功能,但很长一段时期男女地位不平等,女性的地位相对比较低,因此,男性由于性生活时间短而无法令女性达到高潮或性满足的劣势没有显现,也未引起足够的重视。

到近现代,男女之间的地位逐渐平等,女性对性生活的要求也越来越高,性生活更是成为爱情的纽带和主要的快乐来源。射精快严重影响了男女性生活的体验,特别是女性,很难达到性高潮,性满意度很低,性生活时间短成为影响和谐性生活的主要原因,越来越受到社会的关注,这样一来越来越多的男性迫于压力或自身需要,因为射精快去寻求医生的帮助。

医学上就有了早泄这一疾病,多项国内、外流行病学调查显示其患病率高达 20% ~ 30%,2015 年国内的一项调查显示中国人群的早泄发病率高达 33.1%,也就是说每 3 个成年男性中就有 1 个早泄患者,早泄越来越成为困扰男性的一大难言之隐。

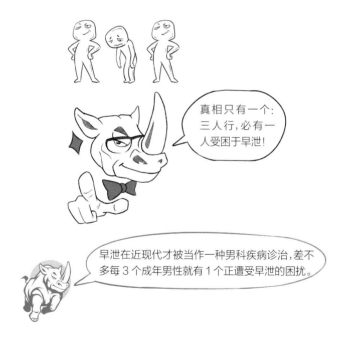

真相只有一个:三人行,必有一人受困于早泄!

早泄在近现代才被当作一种男科疾病诊治,差不多每 3 个成年男性就有 1 个正遭受早泄的困扰。

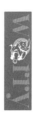

四、

说时迟、那时快——透过时间表象看
早泄定义

网络上有很多早泄的别称,如"快枪手""闪电侠""秒男",所表达的意思都是很快,但究竟多快才算早泄呢? 有两个更为形象的比喻。

一个是"牛奶工",门铃一响,开门只见牛奶不见送牛奶的人,场景就好比女的问男的"开始了吗?"男的回答"已经结束了",主要指的是男方在未插入前就射精了。

还有一个是"泡面先生",来自一位妻子对老公的抱怨:"方便面都还没泡熟,你就结束了!",形容时间太短,都不到 3 分钟。

早泄是快,但快可不一定都是早泄,因为有些伴侣虽然时间快但性生活很和谐,所以,在医学上很难仅仅用时间来界定早泄,诊断早泄时需要透过时间表象看到本质——因为射精快造成了男性或伴侣的性满意度下降。

自 1943 年第一次提出早泄的概念以来,在医学上早泄的定义一直有争论,近些年也在逐渐变化,但所有的定义基本包含了三个主要因素。

1. 时间　从初次性生活开始,性生活时间(医学上称为射精潜伏期时间,是指从插入到射精的时间)在1分钟以内;或者性生活时间较之前显著缩短,小于3分钟。

2. 射精控制力　总是或几乎不能控制射精。

3. 满意度　一方或双方的性满意度低,并产生消极身心影响,如苦恼、忧虑、沮丧和躲避性生活。

所以,时间不是诊断早泄的唯一标准,必须符合早泄三要素才能诊断为早泄。

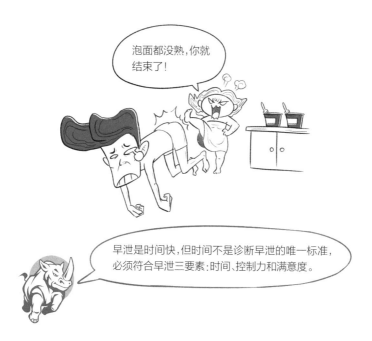

泡面都没熟,你就结束了!

早泄是时间快,但时间不是诊断早泄的唯一标准,必须符合早泄三要素:时间、控制力和满意度。

面对心爱的女人时,现实生活中多数男性总想让自己"金枪不倒",认为性爱时间越持久越好,越男人。

基本每个男性除了非常关注自己的性生活时间,同时也对其他男性的性生活时间充满了好奇,特别是和身边的人比较后,似乎时间短一点儿便会被贴上"不行"的标签,很想知道自己处于什么水平。

国外有两项研究表明,普通男性人群性生活时间的中位数分别是 5.4 分钟和 6.0 分钟,在性生活时间上,全世界的男性并没有太大区别,可以根据这个时间大概衡量一下,如果超过 6 分钟,基本超过 50% 的男性。

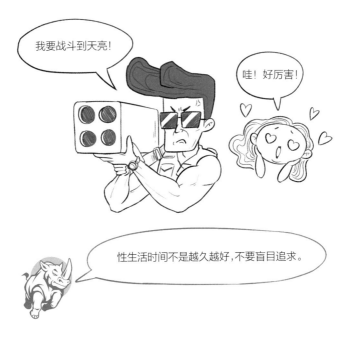

也有一些调查研究显示,大部分男性在 7 ~ 13 分钟就能获得理想的性生活,理想性生活主要是指双方满意度高,而且性生活过后身体不会感觉特别疲劳。其实正常情况下性生活时间因人而异、因时不同,并没一个绝对的标准值,能达到男女双方同乐就好。

另外,时间也并不是越久越好,毕竟性生活是一项体力和脑力消耗都很大的综合运动,而时间过长,骨盆和性器官长时间充血、兴奋,很可能给双方带来身心负面影响,危及健康。而且对于一小部分时间长的男性,有可能有射精延迟的问题,需要到医院进一步检查。

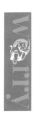

五、

了解早泄的分类——有助于早泄的个性化应对

在大家的常识中认为年龄越大性功能越差,其实这方面主要指的是勃起功能障碍(ED)。ED 随年龄增大发病率逐渐升高,但早泄与年龄大小无明显关系,男性从 18 岁至 59 岁每个年龄段早泄的发病率都很高,在不同年龄段各有其特点。

早泄与心理性格、生活习惯、性体验经历、情感因素、人际关系及身体功能等多因素密切相关,通过了解早泄的不同分类,有助于早泄的个性化应对。

根据发病时间的差异,在临床上通常把早泄分为两大类:原发性早泄和继发性早泄。

(一)原发性早泄

原发性早泄是指从首次性生活开始即有早泄,主要是神经生物学及遗传变异导致的。一般具备以下几个特点。

1. 初次性生活开始总是早泄。

2. 与任何性伴侣性交时均出现早泄。

3. 性生活时间大多数在 1 分钟以内。

4. 不能控制射精。

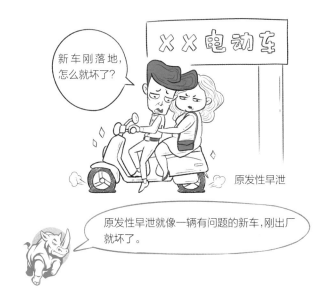

新车刚落地，怎么就坏了？

XX电动车

原发性早泄

原发性早泄就像一辆有问题的新车，刚出厂就坏了。

（二）继发性早泄

继发性早泄也称"获得性早泄"，是指过去曾有过一段时间正常性生活的男性，以后逐渐出现早泄，一般具备以下几个特点。

1. 男人一生中某个时期出现快速射精。

2. 发病前射精正常。

3. 常具有明显的身体或心理原因。

4. 不能控制射精。

继发性早泄常常继发于某些疾病,如前列腺炎、勃起功能障碍、甲状腺疾病等;或源于不良的生活作息习惯,如熬夜、失眠、吸烟饮酒、精神压力大等。

如果我们把这两大类型早泄比作车的话,原发性早泄就像一辆出厂就有问题的新车,第一次上路就抛锚,何时何地开都是同样的问题;而继发性早泄就好比一辆车正常驾驶一段时间后,因不爱护或未定期保养等因素导致车出了问题。到医院就诊的早泄患者中 36% ～ 63% 为原发性早泄,16% ～ 28% 为继发性早泄。

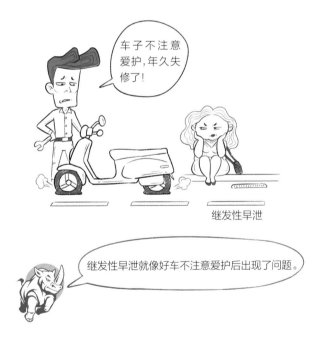

车子不注意爱护,年久失修了!

继发性早泄

继发性早泄就像好车不注意爱护后出现了问题。

（三）变异性早泄和主观性早泄

还有很大一部分男性虽然不符合早泄诊断标准，不是严格意义上的早泄，但这部分人受性生活时间困扰较大，对其进行相关的干预有明显帮助，故临床上将这类患者分成两个特殊的早泄亚型，即变异性早泄和主观性早泄。

变异性早泄，又称"境遇性早泄"，不规律出现性生活时间短，并伴有射精控制能力差，是一种相对正常的生理现象。变异性早泄仅偶然发生，可能与近期性生活频率变化、对性伴侣的新鲜感及性生活环境有关，例如特别喜欢的性伴侣，久别重逢，或在一个分外有激情的地点等。变异性早泄主要依靠心理疏导就能消除患者的忧虑。

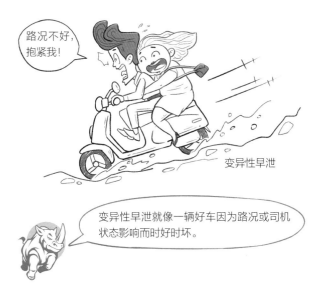

路况不好，抱紧我！

变异性早泄

变异性早泄就像一辆好车因为路况或司机状态影响而时好时坏。

主观性早泄,也叫早泄样射精障碍,这类患者一般主要表现为心理异常,本身射精时间没有任何问题,具有以下一个或多个特征。

1. 主观感觉持续性或非持续性出现性生活时间短。

2. 偏执地认为时间短或延迟射精能力差。

3. 实际性生活时间在正常范围。

4. 在即将射精的瞬间控制能力缺乏或降低。

5. 这种偏执不是精神障碍导致。

这种情况一般需要进行心理治疗。

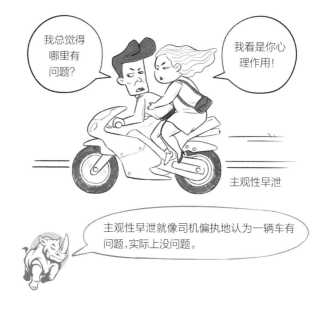

我总觉得哪里有问题?

我看是你心理作用!

主观性早泄

主观性早泄就像司机偏执地认为一辆车有问题,实际上没问题。

同样比作车的话，变异性早泄就像驾驶一辆好车，但因为路况或司机状态原因导致车开起来时好时坏；主观性早泄就是车没有任何问题，但司机却偏执地认为有问题。

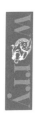

六、

运筹于帷幄之中——早泄病因主要在
指挥系统

早泄是由于快速射精导致的性生活时间短,这就像是我们往杯子里面倒水一样,如果很快就溢出来的话,有三种可能:一是倒水速度快;二是杯子小;三是杯子里本来就有水。

早泄的病因也基本可以归为这三个原因。

早泄的主要病因是大脑对射精的控制力差。大脑是人体的指挥官,人的所有言行都受大脑控制,当然也包括射精。

性交的时候,阴茎通过摩擦得到快感信号,最终传递到大脑。受大脑里神经递质浓度的影响,大脑会缓慢或迅速通过神经通路给阴茎发出射精的命令,缓慢的是"久男",迅速的就是"秒男"。

研究表明,大脑海马旁回神经细胞间有一种名叫"5-羟色胺"的神经递质浓度直接影响男性对射精的掌控力,它的浓度降低会导致中枢神经系统对射精的控制能力下降,射精阈值降低,在很小刺激时就提前射精,出现早泄。正常男性特别是年轻男性,大多是因为自身无法控制或延迟射精导致性生活时间短,就像往杯子里倒水一样，由于控制不了导致倒水速度过快，水很快就溢出来了。相反，5-羟色胺浓度增加，能提升男性对射精的控制力，延迟射精信号的发出，相当于倒水速度慢了，水也就没这么快溢出来。

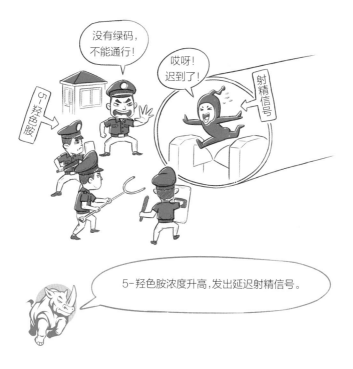

5-羟色胺浓度升高，发出延迟射精信号。

早泄另一个常见病因是阴茎头太敏感，有研究表明，原发性早泄患者阴茎背神经的分支比正常人多，兴奋性高，尤其是阴茎头的感觉神经兴奋性比正常人高，以至于性生活时射精反射时间较短，射精刺激阈值较低，在性生活中容易过早射精。阴茎头太敏感，接受刺激很快就传导至大脑，同时大脑给出射精指示，导致早泄，就好比本身杯子太小，倒很少的水就会溢出来。

早泄也有可能继发于其他疾病（包括特殊患者群体），如勃起功能障碍（ED）、前列腺炎、精神心理因素、甲状腺疾病及其他内分泌疾病等。ED 继发 PE 在临床上非常常见，PE 与 ED 呈显著关联性，研究表明，26% ~ 77% 慢性前列腺炎患者有射精过快的现象，前列腺炎带来的焦虑等精神方面原因可能会导致早泄；心理因素和人际关系可能会导致早泄，性态度内向、性交焦虑、亲密关系差、伴侣矛盾多等都是导致早泄的原因；甲状腺功能亢进男性在甲状腺激素水平正常后，继发性早泄的发生率明显下降；催乳素处于低水平时与继发性早泄相关联；睾酮水平升高与早泄呈正相关。这些病因基本与继发性早泄相关，就相当于倒水时杯子里面已经有水，再往里倒水时很快就溢出来了。

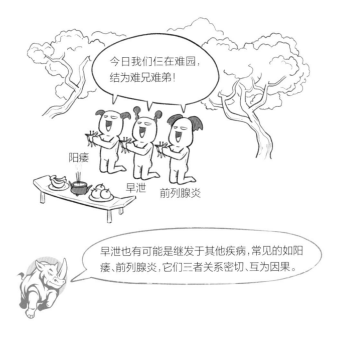

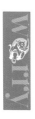

七、

感觉容易其实难——做出早泄诊断需慎之又慎

俗话说"壮男怕早泄，熟男怕阳痿"，若被别人知道自己年纪轻轻就有早泄的毛病，这无疑是对男性自尊心和自信心最大的伤害。

所以，现实生活中很多男性即便有性生活时间短的问题，也会由于面子而难以启齿，不会去寻求专业医生的帮助，而是自己在家里上网一顿乱搜：为什么性生活时间短？过快射精是什么原因？时间短该怎么治疗？等等，屏幕出现最多的两个字就是早泄，最后做出自我诊断是"早泄"。

其实这里面可能有部分人原本不是早泄患者，但由于早泄与精神、心理因素密切相关，很多人给自己扣上了早泄这顶帽子，久而久之真成了早泄患者。

很多人以为早泄就是时间短，诊断起来感觉很容易，其实真正诊断早泄最好是专业医生通过病史、检查、量表评估等结果去综合判断，如果自己想先大概判断，也需要掌握足够的、正规的科普知识。

（一）先问病史

病史包括性生活史、早泄的三要素、泌尿生殖系统其他临床症状（排尿不适、疼痛等）、其他系统疾病史，详细询问对象最好能包括男女双方，内容应包括整个病程情况：从第一次性交开始后每次性生活时间大概情况、感情经历、伴侣亲密关系程度，平常性格特点，与性生活相关的情绪变化，自我感觉对射精的控制力，有无排尿及疼痛相关症状，有无其他疾病史（如 ED、前列腺炎、甲状腺疾病等），药物使用情况，男女双方性满意度等。

通过详细询问病史可以基本分出三种情况。

1. 正常人　不需处理。

2. 早泄特殊亚型　变异性早泄和主观性早泄，这种情况一般先给予心理和行为治疗。

3. 符合早泄三要素诊断的患者　判断是原发性早泄还是继发性早泄。

通过病史考虑有早泄的患者，进一步完善相关检查。

（二）后做检查

1. 体格检查　主要检查男性外生殖器，是否有包皮过长，包茎、包皮炎，阴茎硬结等异常。

2. 实验室检查　主要是性激素及内分泌相关检查。

3. 辅助检查　阴茎神经电生理检查,可以客观区分早泄的神经敏感来自神经中枢还是外周神经。

4. 早泄量表　判断早泄最关键的指标——性生活时间,一般很难客观呈现,现实当中去问一对伴侣双方性生活时间多久的问题,往往给出的答案是不同的,多数情况下男性说出来的时间会比女性长,这可能与男性的自尊心有明显关系。在性生活这一特殊的场景下,很难通过秒表准确测量时间,很多都是自己估算的时间。所以,为了更为客观评估早泄,设计了不同的早泄量表,使用最广泛的是《早泄问卷评估量表》,通过 5 个问答的综合评分来进一步明确早泄的诊断。

早泄问卷评估量表

Q1:您性生活时延迟射精有多大困难?				
0. 没有困难	1. 有点儿困难	2. 中等困难	3. 非常困难	4. 完全无法延迟
Q2:性生活时,有多少次是在您想射精之前就已经射精?				
0. 几乎或完全没有(0%)	1. 少数时候(25%)	2. 约一半(50%)	3. 大多数时候(75%)	4. 几乎或总是(100%)
Q3:您是否受到很小的性刺激就会射精?				
0. 几乎或完全没有(0%)	1. 少数时候(25%)	2. 约一半(50%)	3. 大多数时候(75%)	4. 几乎或总是(100%)

Q4:您是否对自己过早射精感到沮丧?				
0. 完全没有	1. 有点儿	2. 一般	3. 很	4. 非常
Q5:您是否担忧您的射精时间会让性伴侣感到不满足?				
0. 完全没有	1. 有点儿	2. 一般	3. 很	4. 非常

得分 ≥ 11 分 : 早泄;得分 =9 或 10: 疑似早泄;得分 ≤ 8:非早泄。

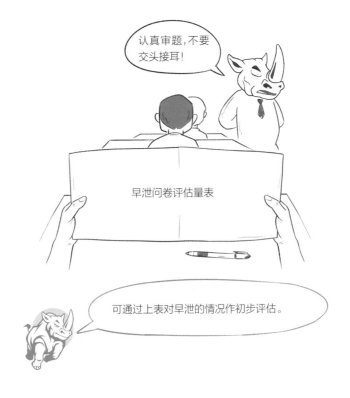

认真审题,不要交头接耳!

早泄问卷评估量表

可通过上表对早泄的情况作初步评估。

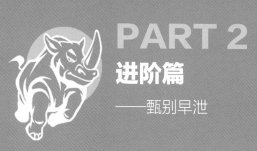

PART 2

进阶篇

——甄别早泄

一、
一下子就软掉了——到底是阳痿还是早泄

现实生活中很多男性对于阳痿和早泄这两个常见的男科疾病还是傻傻分不清楚，经常把早泄当成阳痿去治疗，自然达不到好的效果，很多人简单地认为性生活不行都是阳痿，或者认为阳痿就是勃不起来，其实都不够准确。

阳痿是勃起功能障碍（ED）的曾用名，ED 主要是指过去 3 个月中，男性不能持续获得和维持阴茎足够勃起以完成满意性生活，根据勃起硬度分为 4 级，生活中一般用豆腐（重度 ED）、剥了皮的香蕉（中度 ED）、香蕉（轻度 ED）、黄瓜（正常）来表示，主要表现在硬度上。

真正了解 PE 的人就更不多了，PE 属于射精功能障碍，顾名思义就是提前射精，放进去后连续抽插小于 1 分钟（原发性）或小于 3 分钟（继发性），主要是缺乏对射精的控制力造成的，主要表现在时间上。

ED 和 PE 的主要发病原因不同，ED 主要是血管内皮原因导致的,阴茎像"金箍棒"一样,需要时变得硬、长、粗,不用时变得软、短、细,主要依靠像海绵体一样的血管充血。而早泄主要是中枢神经原因导致的,能不能自如地掌控时间,主要依靠大脑这个指挥官的神经指令。

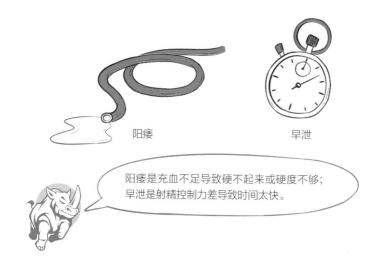

阳痿   早泄

阳痿是充血不足导致硬不起来或硬度不够;
早泄是射精控制力差导致时间太快。

如果阴茎根本就无法勃起,那毫无疑问是 ED,但现实生活当中,很多男性是勃起一下子很快就软了,这种情况下到底是 ED 还是 PE,很多人就搞不清楚了,我们得通过"有无射精"来判断到底是 ED 还是 PE。

如果是勃起后放进去但没有射精很快就软掉了,这种情况属于 ED,说明不能维持足够的勃起完成性生活。

如果放进去后动了几下很快就射精再软掉了,这种情况属于

PE,完成了射精但性生活时间很短。

从表现和原因看,ED 和 PE 属于两种不同的性功能障碍疾病,但它们却经常结伴而行,完全达到了"你中有我,我中有你"的境界,可以说是一对难兄难弟,两者都有高发病率,而且互为因果关系,形成恶性循环。

ED 患者为了增加硬度或维持勃起需要加大刺激强度,兴奋性增高易导致 PE,同时 ED 患者焦虑、抑郁等心理因素也可以导致 PE。

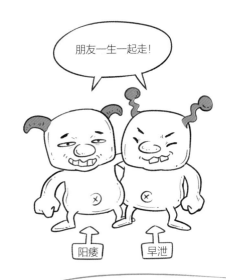

阳痿和早泄是一对难兄难弟,两者常以共病的形式存在,早泄合并阳痿在治疗上推荐同时治疗。

PE 患者为延长性活动时间会减少刺激或分散注意力，容易导致 ED；PE 导致的焦虑、伴侣关系不和等会增加 ED 风险。

所以，ED 继发 PE、PE 继发 ED 的情况非常常见，对于 ED 合并 PE，需要同时治疗 ED 和 PE，以打破它们之间的恶性循环，才能达到满意效果，真正给你爱的她满意的硬度和时间。

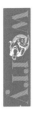

二、

别自己吓坏自己——这几种情况不是早泄

社会上对男科疾病的宣传已经是铺天盖地了,几乎是无孔不入,其中大部分是不规范的伪科普知识。

男科疾病隐私性的特点,在很大程度上影响了人们对男科疾病的正确判断,所以说很多男科疾病是吓出来的。

其中最为典型的就是早泄,很多男性偶尔几次时间短就认为自己是早泄,但事实上,很多时候是自己把自己吓坏了,影响自信心并产生消极情绪,或者是女人错怪男人,对其不满和抱怨,处理不好会极大影响双方感情及幸福生活,有几个经常出现的性生活时间短的生活场景,其实并不是早泄,临床上称之为"假性早泄"。

第一种情况:新婚时快速射精被误认为是早泄,其实随着夫妻配合默契和兴奋性有所下降后,性生活的时间恢复正常。很多男性新婚阶段比较容易出现时间短,特别是对于初次性生活的男性。

首先,新婚阶段男性特别兴奋,对性生活充满憧憬与向往,激动和紧张的双重作用下，大脑的"快乐激素"快速上升，如多巴胺，很容易导致男性无法控制而提前射精。

其次，新婚夫妻刚开始性生活，经验都不足，夫妻之间尚未达到满意配合的境界，没有完全进入正常状态，易出现射精过早。

碰到这种情况，女方表现出来的态度对男方很重要，如果是抱怨和不满，会一定程度地影响之后男方在性生活中的表现，甚至有可能发展成真正的早泄，尤其是对于敏感内向的男性。正确做法是女方给予更多鼓励与包容，在精力允许的情况下，建议短时间内可以多做一次，正常情况下性生活时间会比第一次长。

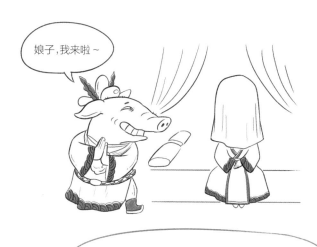

娘子，我来啦～

新婚时因为太过兴奋加上经验不足，容易出现快速射精，这种情况一般不属于早泄。

第二种情况:久未性交出现快速射精被误认为是早泄。久未性交而快速射精一般是正常现象,射精出现的快与慢,与性生活间隔的时间长短之间存在着一个反比关系:如果性生活频繁,每次性生活之间的间隔时间短,射精出现较慢;如果性生活不多,在较长一段时间处于"性饥饿"状态,突然有性生活时,其兴奋性会骤增,男性过于激动,容易较快出现射精。

很多两地分居的年轻夫妻或男女朋友,因为双方还处于热恋,性需求也高,容易出现这种情况,一般男女多相处几天问题就解决了,没必要过于紧张。

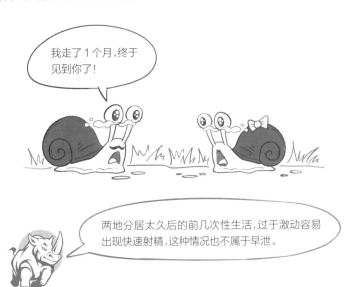

我走了1个月,终于见到你了!

两地分居太久后的前几次性生活,过于激动容易出现快速射精,这种情况也不属于早泄。

第三种情况:相比别人更快速射精被误认为是早泄。早泄不是和别人比较出来的,而是看是否同时具备了早泄三要素——时间快、射精控制力差、性生活不满意。现实生活中没有男人愿意被称为"秒男",比别人快会严重伤害男人自尊,还影响其在女性心中的形象。

所以,很多男性在描述自己性生活时间的时候,一般会夸大不少,甚至吹牛,其实射精快慢完全不必与他人比较,因为每个人的性生理活动不一样,而且性生活经验与性生活频率也不完全相同,没有可比性,原则上你和性伴侣满意就好,时间久并不等于性生活和谐,还有可能是射精延迟的问题。

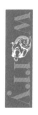

三、

自慰成了替罪羊——自慰秒射不算是早泄

在现实生活中，很多男性一旦出现性生活时间短的问题，就总是自责年轻时候自慰过多，认为自慰是导致早泄的罪魁祸首，对其深恶痛绝又欲罢不能，内心充满了悔恨和自责，可"自慰"表示很无奈，明明帮助了你却成了替罪羊。

自慰是靠自己的能力来满足自己对性的需求，获得快感和慰藉，是性生活的一种补充方式，在正常健康人群中是普遍存在的，可以说 99% 的男性一生某个时期都有过自慰的经历，特别对于成年单身男性，是最主要的性行为方式。

虽然自慰普及程度高，但在我们的传统观念中，大部分男性仍认为自慰是罪恶、羞耻的行为，这从广为流传的自慰民间叫法"手淫"这个名字就能看出，"淫"是贬义词。其实自慰是一种正常地、安全地释放性欲望的方式，不仅从心理上能缓解性冲动的压力，在生理上能减少生殖器官性冲动引起的长时间充血带来的男性健康问题。正常情况下适当的自慰不但无害，还有利于男性身心健康，不会引起早泄的发生。

但凡事有个度，过度的自慰可能会对男性造成心理和生理的影响甚至疾病，过度会使阴茎频繁充血，引发前列腺炎，造成外生殖器、下腹部疼痛等不适。自慰时的紧张通常会让男性强烈、快速刺激阴茎达到快速射精，频繁的自慰容易使男性养成一种快速射精行为模式，带到实际性生活中成为早泄患者。

另外，自慰后的愧疚以及错误认为它有害带来的恐惧，这些精神、心理因素也可能会导致早泄。"适度"的重要标准：在正常生理本能激发的性冲动下自慰，医学上建议以每次自慰后没有出现会阴部不适和精力不集中、疲乏无力、记忆力下降等为度，而且需要认识到自慰是正常的性行为方式，不要有自责和内疚感。

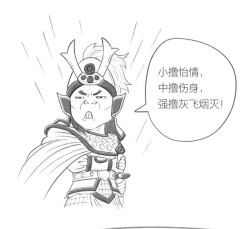

小撸怡情，中撸伤身，强撸灰飞烟灭！

适当的自慰有利于身心健康，对自慰的不正确认识或过度的自慰有可能引起早泄。

还有一些没有性生活经历的处男，他们会拿自己自慰的时间来推测自己性爱的时间，自慰的时候射精快就认定自己是早泄，由此产生很多消极负面影响，包括苦恼、自卑、抑郁、恐惧等，到处咨询治疗。一般问起为何不正式找个女朋友，很多时候会说这个情况还能找女朋友吗？想治疗好早泄这个问题才考虑谈女朋友。

这部分男性往往容易形成恶性循环，年轻时正是性欲最旺盛的时候，但因不敢交女朋友而没有性生活，只能靠自慰解决生理需求，同时又认为射精快是自慰导致的，极力控制自慰次数，自慰间隔时间长则每次排精会更快。

医学上诊断早泄三要素之一的时间——明确规定是阴道射精潜伏期时间，必须是阴道内性生活，"五指姑娘"可不能替代女性伴侣，其实真正的性生活和自慰有很多差别，后者不能替代前者，更不能完全反映男性真实的性能力。

很多男性并不能正确理解自慰，认为自慰见不得人而且危害健康，很多男性自慰时选择在安静隐蔽的环境下，带着紧张、自责、害怕被发现等心理，希望能够尽可能在短时间内射精来获取性快感，满足生理需求。

所以，在自慰时男性希望自己是"短跑选手"，而正常性生活时，男性需要用战斗到天亮的能力在喜欢的女性面前展现自己，更希望自己是"长跑选手"。

因此，正常情况下，自慰比正常性生活时更容易出现提前射精，自慰时间不能作为判断早泄的标准。自慰秒射不是早泄，这部分男性更应该想办法找个女朋友，投入到真实的战斗中去，放松心情，开启真正美妙的性生活体验。

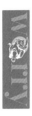

四、

房事如尺要有度——治疗早泄不需要禁欲

江湖中总有"一夜七次郎"的传说，有人满眼嫉妒羡慕恨的神情挡都挡不住，要是自己也有这本事就好了；有人肯定也在想这样透支会精尽人亡吧，要是自己早就被榨干了。

其实性生活频率因人而异，并没有固定的标准和次数，与男女双方的生理需求和情感相关，与年龄和身体状况有一定关系，每一对伴侣都可以根据自己的实际情况找到适合双方的性生活频率，原则上不影响生活、工作、休息就没问题。

规律和谐的性生活能让人心情愉悦，舒缓心理压力，可以促进夫妻感情，提高生活质量，甚至还可以延年益寿。国外有个研究表明，每个月性生活小于 1 次与大于 4 次比较，其寿命有显著性差异，也就是性生活和谐的人活得比较长。

另外，和谐性生活也能明显改善人的心理、精神状态，也有研究表明，前一天晚上有性生活的夫妻，他们第二天的生活及工作效率会更高。

性爱虽好，但凡事都有一个度，纵欲过度不仅可能对身体带来危害，还会影响生活质量。性生活毕竟也算是一项活动量不小的运动，会造成体力上的较大消耗，过于频繁会让身体透支，影响人的精神状态，导致精力及注意力下降。同时频繁的性生活会让盆腔在比较短的时间周期内反复、持久充血，容易引发前列腺炎、精囊炎等男科疾病。

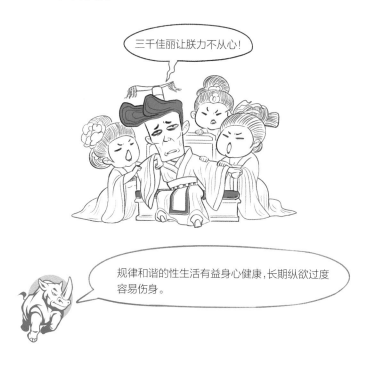

有些男性把自己早泄的原因归为年轻的时候自慰过于频繁，很自然他们就认为排精太多更容易早泄，所以认为治疗早泄需要禁欲，这样才能"养精蓄锐，蓄势待发"，其实这种方式是错误的，

不仅不能治疗早泄,还会影响双方感情和谐。

　　医学上认为,规律的性生活或者规律的排精是治疗早泄的前提,长期禁欲反而会加重早泄症状。没有性生活,身心得不到释放,会诱发男性心理问题。

　　正常的成年男性每天都会源源不断地产生精液,如果没有规律的性生活排精,这些精液有一部分会被人体重新吸收,另外一部分就会淤积在前列腺、精囊腺里面。

　　精囊腺是一个空腔样的器官,就像一个气球一样,如果说气只进而没有规律地排出来,那么这个气球就会越吹越大,当充气到了一定程度,气球比较大的时候,稍微有点儿刺激就爆了,就好比我们性生活的时候,稍微与伴侣一接触就兴奋地射精了,反而更容易早泄。

　　所以,治疗早泄不需要禁欲,而是需要规律的性生活。

　　那么什么频率才算规律的性生活呢?

　　对于 20 岁以上的成年男性,有个性爱频率公式可以参考,性爱频率 = 年龄的十位数 ×9。即用自己年龄的十位数乘以 9,所得乘积的十位数即为一个性爱周期的天数,而个位数则为应有的性爱频率。例如一位 25 岁的人,2×9=18,18 是 10 和 8 的组合,他的性爱频率为 10 天内过 8 次性生活。另外,也可以通过第二天的精神状态来评估,如果性生活后第二天没有体倦乏力、精神不振，就不算过度。

　　总之，规律的性生活不仅有益身心健康，同时是治疗早泄的前提。

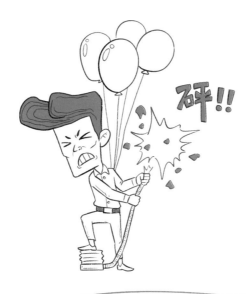

气球理论告诉我们，长期禁欲不但不能治疗早泄，还有可能加重早泄症状。

五、

不能一棒子打死——割包皮治疗早泄需慎重

人体最没用但又最常惹事的三个部位——包皮、阑尾、智齿，它们搞起事来让人痛苦不已。

包皮是很多男人一生都绕不开的话题，包皮过长是男人最常见的生殖系统疾病，从出生开始就深受父母的关注，懂事后受自己关注，成年后还受性伴侣关注，包皮过长割与不割也是很多男人面临的一道选择题。

当男性开始性生活后出现早泄，很自然地会想早泄是否和自己包皮过长有关？加上一些广告的宣传，很多男性因为早泄去割包皮，但经常"一刀两断"后，期待中的"持久"却不一定会实现。

其实包皮过长是否会导致早泄在医学上有争议，有观点认为，包皮过长与早泄有一定的相关性。早泄的原因包括中枢性和外周性，外周性因素主要是因为阴茎头敏感性过高，包皮过长或包茎使阴茎头等性敏感区域不能或较少裸露，平时接受刺激很少，而且容易藏污纳垢引起包皮龟头炎，长期则会引起阴茎头敏感,所以,性刺激后反应剧烈,就像脱缰的野马,飞奔而去,一泻千里,出现早泄。

也有观点认为,包皮过长与早泄无关,他们认为导致早泄外周敏感的主要原因是阴茎龟头的背神经过多,高于正常人,阴茎龟头是性生活的主要感觉部位,与包皮关系不是很大,其包皮过长不是导致早泄的真正原因。包皮术后患者的真实情况是什么样呢? 有研究表明,有的患者术后性生活时间延长,也有研究表明,术前、术后性生活时间无明显差异。

所以,包皮过长是否与早泄相关不能一概而论,需要具体情况具体分析,关键是需要找到适合自己的治疗早泄的方法。

对于包皮过长的早泄患者,割包皮是治疗早泄的选择之一,但割包皮是否对早泄有帮助是因人而异的。

早泄的原因多而且复杂,常常是很多因素综合在一起导致的,如果与包皮过长相关,包皮过长也可能只是其中一个很小的诱因,如果想通过割包皮治疗早泄,需要非常慎重并管理好自己的期望值,很多时候术后性生活时间并不能延长或很难达到自己想要的结果。

从两性生殖健康的角度考虑,包皮手术可以减少配偶感染妇科炎症的概率,对于早泄同时合并包皮过长或包茎的患者,特别是反复有包皮龟头炎的患者,如药物及其他治疗方案效果不明显时，包皮手术可能对早泄有积极的治疗意义，是否通过割包皮治疗早泄需要听取正规医院专业医生的建议。

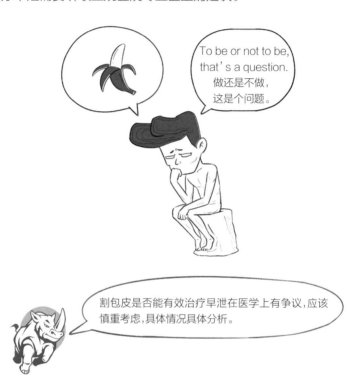

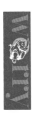

六、

别被肾虚绑架了——早泄不能简单归为肾虚

"你是不是肾虚呀?"这应该是很多男性听得很多又最不想听的话。

中医有几千年的历史,肾虚几乎是家喻户晓的名词。肾虚是中医的一个说法,中医说的"肾"不同于肾器官,是一组功能的总称,肾主藏精、主生殖,涵盖了内分泌、泌尿、生殖、免疫、神经、循环、呼吸、运动等人体主要生理功能,可以说是一个很宽泛的概念。

传统认知中,如果"肾"出现问题,会导致腰腿酸软、骨质疏松、性功能下降等方方面面的问题,所以身体一旦出现功能下降方面的问题,人们总是下意识地认为是肾虚了,时间久了,很少去探究肾虚的本来意义,都不自主加入自己的理解,长此以往肾虚的概念被无限放大。

在性功能方面也一样,男人补肾常被理解为壮阳,肾虚几乎成了"男人不行"的代名词,其实我们千万别被肾虚绑架了,很多性功能障碍方面的问题可能与肾虚没有半毛钱关系，肾虚需要专业中医师辨证论治明确是什么证型，而不是简单地把所有症状归为肾虚。

对于早泄这一常见男科疾病也一样，早泄与肾虚有一定关系，但不能简单地把早泄都认为是肾虚。

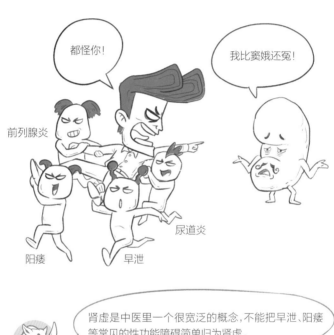

早泄是一个西医学的疾病,其致病原因很多,包括中枢、外周神经及很多疾病因素;肾虚是中医的概念。两者可能有交叉,肾虚可能是早泄的原因之一,只有少部分患者有可能是某种类型肾虚导致早泄,例如典型的肾阴亏虚导致的早泄,临床主要表现为性欲亢进、五心烦热、头晕耳鸣、潮热盗汗、舌红苔少、脉细数,给予滋阴潜阳中药治疗。因此,对于部分早泄,如果考虑和肾虚有关,可以通过专业中医师辨证论治,采用科学的治疗办法,找到最适合的方案,而不能笼统认为全部早泄患者都是肾虚。

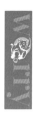

七、

酒好也不能贪杯——饮酒不是控制早泄的好办法

男人酒后故事多，其中很多和性相关。

很多男性笃定地认为，性爱前来上一杯酒可以让他们在床上翻云覆雨、形如蛟龙，达到前所未有的效果，因为这是他们的真实体验，性生活前喝酒有助于性生活时间的延长。

喝酒之后有部分男人性生活确实可以更加持久，这有科学依据吗？

最主要是因为射精的控制力与大脑中枢神经系统有关系，射精活动是由于交感神经兴奋引起的，酒精通常能起到减弱和抑制神经的作用，能解除或缓解压抑和紧张感，同时会降低性器官敏感度，以此来延缓射精时间。

不同的个体对酒精的耐受程度不同，也就是说酒量有很大差异，同时饮酒后性欲和性功能的反应也存在较大差异，还与当时场景、场合等因素相关联，所以适量这个度很难把握。如果从个人经验来看，确实对自己有好处，能适当延长时间助力性生活，建议喝适量红酒,避免喝白酒等烈酒,而且偶尔用用就可以了,长期饮酒则不一定有用,甚至会影响性功能。

医学上并不建议男女在性生活前饮酒,更不能依靠饮酒来控制早泄。因为已经有很多研究证实饮酒确实会影响人体性功能,早在《黄帝内经》中就记载:"以酒为浆,以妄为常,醉以入房,以欲竭其精,以耗散其真……",意思是酒后性生活会使人的寿命缩短,而且大量或长期喝酒会败兴,主要表现在三个方面。

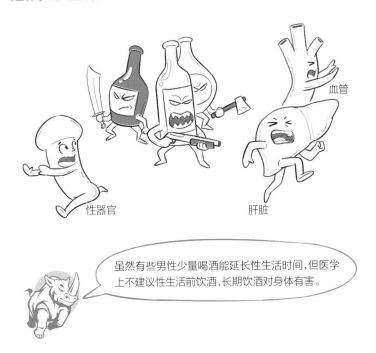

血管

性器官   肝脏

虽然有些男性少量喝酒能延长性生活时间,但医学上不建议性生活前饮酒,长期饮酒对身体有害。

首先,大量或长期喝酒可能引发性功能障碍,甚至性器官损伤。酒精会麻痹中枢神经系统导致男性性欲下降,同时让性器官麻木,出现勃起功能障碍,醉酒后大脑不清醒,性生活容易使身体严重透支,性生活动作不协调会对性器官造成伤害。

其次,大量或长期饮酒会对肝脏产生损害,引起肝脏雌激素灭活能力降低,导致大量雌激素在体内蓄积,会对抗雄激素作用,导致性功能减低及勃起功能下降。

最后,大量或长期饮酒还会损伤血管,导致血管硬化,使血管管腔变窄,弹性变弱,阴茎血管会出现充血障碍,导致勃起不坚或勃起困难。

所以,如果想通过饮酒来控制或治疗早泄,这种方法显然是不可取的,别赔了夫人又折兵,早泄没效果,反而阳痿了。

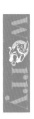

八、

意想不到的原因——治疗好早泄还成就了"爸业"

一对年轻夫妻结婚 5 年，一直想要一个小孩儿，但妻子肚子迟迟没有动静，丈夫多次化验精液相关指标都没有问题，妻子也没查出什么问题，却迟迟不能自然受孕。正准备做试管婴儿，到男科医生这里咨询，医生发现这位丈夫有严重早泄，建议先治疗早泄，结果 3 个月后丈夫早泄明显好转，妻子也怀孕了，夫妻喜出望外。5 年了才发现是这个意想不到的原因——早泄。

一般情况下早泄对生育的影响比较小，早泄主要是射精快，大部分早泄患者还是能在女方阴道内射精的，如果性生活频率正常，一般对正常生育没有影响，但严重早泄对生育会有影响，主要原因有三个方面。

1. 严重早泄的男性患者可能在插入女性体内之前或未完全插入就提前射精了，这种情况下精子基本都流在女性身体外面，不能到达女性宫颈，很难自然怀孕。

2. 因为男方担心早泄而有意躲避性生活，或者勉强进行性生活,但频率低,容易错开女性排卵期,则可能会影响生育。

3. 早泄导致夫妻双方性生活不和谐,长期则会导致双方情绪不满,影响内分泌及心情,也会间接影响生育。

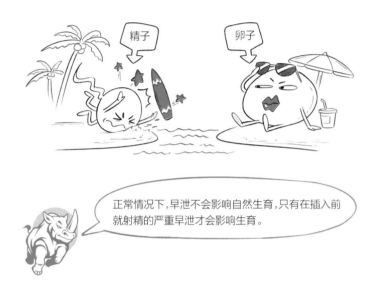

正常情况下,早泄不会影响自然生育,只有在插入前就射精的严重早泄才会影响生育。

有些男性患者使用药物治疗早泄的时候女方怀孕了,很多夫妻都会担心治疗早泄的药物是否会影响精子的质量,最终影响胎儿。一般常用治疗早泄的药物盐酸达泊西汀片是 5- 羟色胺再摄取抑制药,有研究表明,盐酸达泊西汀片对精子的各项指标都没有影响,不会影响胎儿的发育。治疗好了早泄,又成就了"爸业",真是双喜临门。

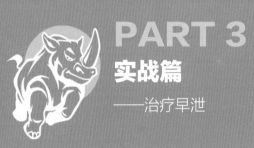

PART 3
实战篇
——治疗早泄

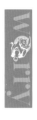

一、

个性化综合治疗——早泄的"鸡尾酒疗法"

"我就是完全按照我朋友的用药方案治疗的,怎么他效果很好,我却一点儿效果都没有?"——这是治疗早泄经常遇到的场景。

早泄治疗的主要目的是提高男女双方的性满意度,早泄的共性是大家都对性生活时间不满意,但对于满意的时间并没有统一的标准。男性之间的个体差异很大,而且女性伴侣对于男性性生活时间的期望值也各不相同,这样一来导致早泄的治疗不同于大部分疾病,其治疗效果的判定缺乏统一的客观标准。

在早泄三要素中,射精控制力和性生活满意度都是主观感受,而时间这个相对客观的标准又有很大的个体差异。

关键在于时间这个指标同时得结合女性伴侣性满意度来一起衡量,有的女性在3分钟左右就能达到性高潮,而有的女性10分钟都很难达到性高潮,因此对于早泄的治疗需要综合男性与女性伴侣的共同需求进行个性化治疗。

早泄虽然表现都是性生活时间短,但导致时间短的病因很多，多数情况下是多因素共同导致的，需要结合不同分类及不同病因进行综合治疗。

早泄总的治疗原则是需要个性化综合治疗，非常像调制鸡尾酒。鸡尾酒是一种混合饮品，由两种或两种以上的酒或饮料、果汁、汽水混合而成，根据每个人口味不同来调制。

早泄的治疗就像调制鸡尾酒一样，需要采取两种或多种治疗方法，根据不同的人制定不同的方案，这样能取得更好的治疗效果，称之为早泄的鸡尾酒疗法。

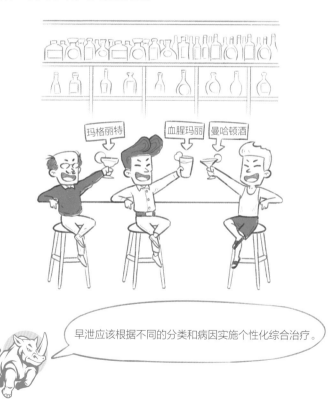

早泄应该根据不同的分类和病因实施个性化综合治疗。

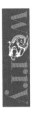

二、

不妨尝试一下——告别早泄可以不吃药

早泄是随着生活环境和人类需求变化到现代才出现的一种男科疾病,对其病因的认识也不是非常清晰,提出早泄这个疾病概念后很长一段时间内并没有专门用于治疗早泄的药物。唯一可以明确的是早泄与行为习惯和精神心理有一定关系,在药物出现之前主要的治疗方法是行为心理治疗。

(一)生活小妙招

在行为治疗中,从实际生活经验中总结出来以下几个小妙招。

1. 合理使用避孕套　性爱时用避孕套可以减少敏感度,延长性生活时间,一个不行还可以来两个试试。

2. 调整性爱时间　一般在精力旺盛的时候男性更容易控制自己,例如上床后入睡片刻,然后再同房;或者半夜醒后、早醒时同房。这些方法对于那些工作较劳累或居住环境不良的男女来讲,有助于避免早泄的发生。

3. 更换性生活体位　性爱过程中更换不同的体位对时间延长有一定帮助,如"男下女上位"。

4. 增加性前戏　前戏可以帮助双方渐入佳境,爱抚和亲吻都是性生活不可缺少的一部分,通过这些行为可以帮助女性更好地达到性高潮,并替代和分散男性抽动时的紧张度。

5. 短时间进行第二次性生活　对于很多年轻人,因为紧张和兴奋,和女性在一起的首次性生活时间往往明显偏短,但年轻人的不应期一般较短,在短时间内可以再次勃起进行第二次性生活,正常情况下,第二次性生活时间会更长。

(二)医学小方法

医学上推荐的最常用的行为治疗方法主要包括"挤捏法"和"停-动法"。

1. 挤捏法　一般需要医生的指导和女性伴侣的配合,具体做法:男方取仰卧位,女方坐在男方的一侧或者男方两腿之间,用手轻柔刺激阴茎使之勃起,勃起后继续刺激直到男方有射精冲动时,女方用手指捏紧阴茎冠状沟处,让男方想射精的冲动消失,女方再开始第二轮刺激,反复训练几次使男性逐渐对刺激的适应增加,多数患者坚持 2～4 周训练可以取得一定效果。

2. 停-动法　男方示意女方停止刺激,待冲动消失后重新开始。

（三）共同参与

心理治疗也需要男女双方共同参与，主要包括以下几方面。

1. 让男女双方明白普通人群中早泄的患病率较高以及平均性生活时间在 5 分钟左右，以消除对早泄认识的误区。

2. 通过描绘和谐满意的性行为过程提高男女双方性兴趣，鼓励他们之间保持良好的性生活沟通。

3. 通过心理干预帮助男性提高延时射精的性技巧，增加性自信，消除性焦虑。

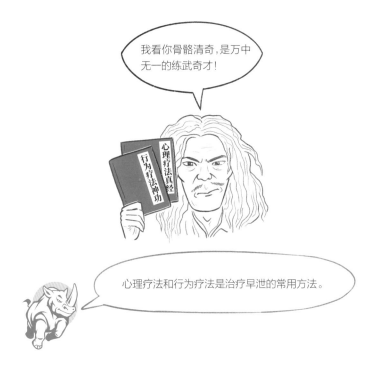

4. 通过心理治疗解决男性及其伴侣与早泄相关的心理及人际关系问题。当然早泄本身心理原因很复杂,不同的患者需要不同的治疗模式。

单纯的行为、心理治疗虽然效果不如药物治疗,但其在早泄的治疗中仍占据不可或缺的地位。行为、心理治疗联合药物治疗的疗效明显优于单纯药物治疗,该方法为无创治疗,对男女双方不造成任何伤害或痛苦,同时还促使男女之间建立和保持良好的性关系。

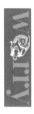

三、

一选二用三比较——唯一获批治疗早泄的药物

早泄这个疾病从最初开始提出到很长一段时间,它就像一个"谜"一样,国内、外对它的认识都很模糊,一直没有找到真正的病因,一度被认为是一种心理疾病,主要的治疗方式就得靠行为、心理治疗。

直到 20 世纪中末期,国外一位搞精神病研究的专家,无意中发现抗精神病药可以有效治疗早泄,这个发现打开了研究早泄治疗药物的"潘多拉魔盒",但抗精神病类药物不良反应的发生率高,会产生比较明显的恶心、眩晕等症状,限制了其推广用于早泄治疗。

1994 年医学界发现长效选择性 5- 羟色胺再摄取抑制药(SSRIs)是治疗早泄的理想药物,但是这类药物的药效不能快速达到峰值,需要服用 1 ~ 2 周才能起效,如果为了延长时间服用这种药物,就需要承担药物带来的很多不良反应,因此,长效SSRIs 也无法作为早泄的治疗药物。

随着药物研制不断进步，2010 年一种短效 SSRIs 被研制出来并批准用于治疗早泄，这个药物就是达泊西汀。与长效 SSRIs 相比，达泊西汀在人体内能迅速达到药物浓度峰值并快速代谢，可以按需服用治疗早泄，不良反应较少。达泊西汀在短短几年内成为国内、外唯一被批准用于治疗早泄的药物，其起效快，安全性高，无药物蓄积，不良反应少。2020 年我国首个国产盐酸达泊西汀片（爱廷玖）也上市了，并成为国家集中采购药品，真正给我国广大男性早泄患者带来福音。

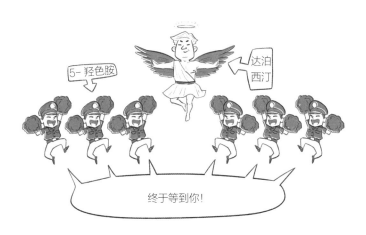

盐酸达泊西汀片是国家药品监督管理局批准的用于治疗早泄的唯一药物。

《中国男科疾病诊断治疗指南与专家共识》首先推荐治疗早泄的药物是盐酸达泊西汀片，也是唯一有早泄适应证的药物。对于这种性生活前按需使用的药品，用量用法是否正确对药物的效果会产生很大的影响，不仅要会选，还要会用。达泊西汀一般在性爱前 2 小时服用，24 小时内最多服用一次，一次 30mg 或 60mg，需要满杯水（500ml）整片送服药物。因为个体差异等原因，需要结合自己实际情况来调整用药方案，如果第一次服用后效果就明显，那以后按需服用即可，如果第一次服用效果不明显，建议按 4 周 6 次疗程服用，随服用次数增加，效果会越来越好，并最终达到满意的效果。

四、

样式多本质不变——局部麻醉助力早泄治疗

电影《我不是药神》让很多男性对"印度神油"这一神奇的药物充满了好奇，并产生无限遐想，传说这个东西能让男人更男人，女人更"性福"。

其实印度神油并不产于印度，而是中国香港，其所谓神奇效果主要是里面含有一些局部麻醉药，涂抹或喷洒在龟头上，出现局部暂时性的麻醉效果，这样龟头就不会过于敏感，延长了性生活时间。

现在市面上有很多类似的延时产品，样式五花八门，其实本质就是含有局部麻醉药，如利多卡因、达克罗宁等。

在临床上通过局部麻醉药降低龟头敏感性，延长射精潜伏时间，从而提高患者性满意度来治疗早泄也是一种办法，特别是对于因为阴茎头敏感导致的早泄效果更为明显。

这些局部麻醉药一般在性生活前使用，涂抹或者喷雾于阴茎头及系带周围。除了含利多卡因相关的外用涂抹制剂或喷剂外，我国还有一些利用有麻醉效果的植物制剂制作成的中药膏用于治疗早泄。

　　对于外用局部麻醉药治疗早泄,我们需要选用正规厂家产品,最好不要盲目乱用。外用麻醉药局部涂抹过多或长期使用,会导致局部感觉麻木,造成射精快感缺失或不射精,长期使用还有可能造成勃起功能下降或困难,性生活满意度下降,所以,建议在医生指导下正规使用局部麻醉药,掌握正确使用方法和用量,而且尽量避免长期使用。

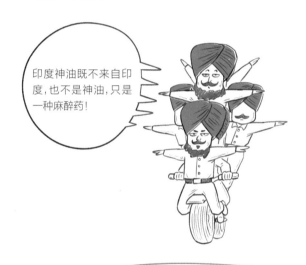

五、

开弓没有回头箭——手术治疗早泄需慎之又慎

"一次彻底告别早泄,让您挺足 1 小时,做真正男人!

"10 分钟手术成就一个 30 分钟以上的男人!"

类似这样的广告语相信很多早泄男性在无意或有意中都看见过,有的就像看到了一根救命稻草,让他们内心冲动,有跃跃欲试的感觉。

在广告语中号称治疗早泄金标准、新突破手术、治疗早泄国际领先技术——阴茎背神经选择性阻断术,真的有那么好的效果吗?

还有很多男性有过这样的经历:通过广告慕名去一些"小医院"免费或低价做包皮手术,结果被所谓的"专家医生"诊断出阴茎背神经敏感,做包皮手术的时候推荐或顺带把阴茎背神经阻断术一起做了,手术名称五花八门,总之都是拿阴茎背神经来大做文章,收取高额手术费用。

我们从医学的角度来认识一下阴茎背神经及其手术。阴茎背神经是阴茎躯体感觉的主要传入通路，阴茎龟头接受刺激后产生的神经冲动，通过阴茎背神经沿神经通路逐级传到大脑中枢神经，大脑发出信号再传递给阴茎，从而控制其射精。阴茎背神经选择性阻断术治疗早泄原理，是针对射精过程中感觉传入环节，减少感觉传入，提高患者感觉阈值，从而延长性生活时间，提高患者及其伴侣性生活满意度。

从治疗原理来讲，手术确实是治疗早泄的一种方法。但这个手术并不像广告语上说的那么简单、容易、效果好。

首先是不简单。该手术有明确的适应证，必须是原发性早泄患者，稳定性伴侣、规律性生活 6 个月以上，心理状态稳定，且具备如下条件。

1. 勃起功能正常。

2. 通过严格的检测显示阴茎头兴奋性 / 敏感性升高。

3. 性生活严重影响夫妻感情。

4. 自愿放弃保守疗法，手术治疗意愿强烈者。

只有经过正规医院严格筛查后才考虑手术，目前药物治疗，行为、心理治疗等能达到很好效果，一般不考虑采取手术治疗。

其次是不容易。目前在国内只有少数公立三甲医院开展阴茎背神经选择性阻断术这类手术,能熟练操作此项技术的男科医生并不多,而且该手术是一种不可逆转的神经破坏性手术,切断神经容易,但想要使切断的神经恢复功能是几乎不可能的,开弓没有回头箭,医生在做手术前和做手术时都会非常谨慎。

最后是不稳定。由于男性的阴茎背神经个体局部解剖差异较大,因此该手术在术后疗效和并发症方面存在较大差异,有可能术后不但达不到术前预期的效果,还产生了阴茎麻木或勃起困难等严重并发症。

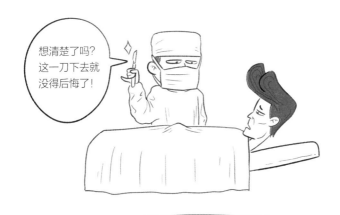

目前该手术的疗效还缺乏足够的循证医学证据，因此不推荐作为早泄的一线治疗方法。而且早泄的主要原因是大脑控制射精的能力差，阴茎敏感不是引起早泄的主要原因，手术治疗只是针对很少一部分特殊早泄患者，且作为行为、心理治疗，药物治疗无效者的一种补充治疗手段，所以，应该认真分析患者的病情和客观检查后，专业评估，审慎选择，千万记住不要轻易做该手术。

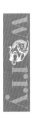

六、

需打破恶性循环——同时治疗早泄伴发疾病

"医生:帮我开治疗早泄的药就好,前列腺相关的药等早泄好了再来开。"很多男性认为早泄和前列腺炎是两个独立的疾病,可以分开治疗。

早泄作为一种最常见的男性性功能障碍疾病,在临床上常常伴随一些其他疾病,如慢性前列腺炎/慢性非细菌性前列腺炎、勃起功能障碍(ED)、甲状腺及内分泌疾病等,并且在发生、发展过程中可能互为因果,互相影响。

这些伴发疾病的诊疗对早泄的治疗及转归有重要影响,必须把这些"幕后黑手或同伙"一网打尽,才能真正切断他们之间的影响,终止恶性循环,以达到更好疗效。因此,治疗上要注重伴发疾病的治疗,同时或先后治疗早泄获取最佳疗效,采取综合治疗,根据患者具体情况选择个性化治疗。

早泄常见的伴发疾病有以下两种。

1. 慢性前列腺炎　26% ~ 77% 慢性前列腺炎患者射精过

快,在继发性早泄患者中,常伴发前列腺炎症状。对于慢性前列腺炎合并早泄,治疗上采用选择性 5- 羟色胺再摄取抑制药和 α 受体阻滞剂等药物同时治疗,改善排尿疼痛等症状和紧张、焦虑情绪,并延迟射精,延长性生活时间。

2. 勃起功能障碍　49% 中、重度勃起功能障碍患者(ED)同时患有早泄,早泄患者患 ED 的风险是非早泄患者的 3.8 倍,治疗上一般采用磷酸二酯酶Ⅴ型抑制剂和选择性 5- 羟色胺再摄取抑制药联合使用,增强勃起硬度的同时延长性生活时间。

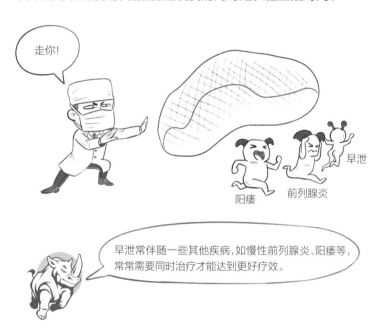

走你!

阳痿　前列腺炎　早泄

早泄常伴随一些其他疾病,如慢性前列腺炎、阳痿等,常常需要同时治疗才能达到更好疗效。

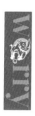

七、

充分发挥好优势——中西医联合治疗早泄更优

早泄在中医学中称为"见花谢""鸡精",认为早泄的发生与脑、心、肾、精室等脏腑功能失调密切相关,其中脑、心主司神明,肾主闭藏,共同调控精室开阖,"脑－心－肾－精室轴"失调可致精室藏泄失司,导致早泄。

中医治疗以辨证论治为基础,还可配合外治法如针灸、中药外洗等手段。目前中医认为早泄有以下几种类型:①肝气郁结型;②肾气不固型;③肾阴亏虚型;④下焦湿热型;⑤心肾不交型;⑥肾虚肝郁型。针灸治疗主要强调心肾同治,重视调神的作用,还可以配合艾灸疗法。

西医与中医治疗早泄不同。

西医就像显微镜,把早泄的原因分析得深入透彻,通过5-羟色胺缺乏这个导致早泄的核心因素,用达泊西汀精确、高效地命中目标,讲究精准打击,定点清除,效果立竿见影。

中医更像望远镜,注重整体观和辨证施治,把人看成整体,需要通过辨证论治整体调理身体、治疗早泄，不同的类型给予不同的中药方调理。

早泄治疗最好把西医特色和中医优势结合起来，中、西医联合，既通过西医看到疾病的关键环节，又能结合中医分析整体调理，通过优势互补，增强疗效，达到康复及治愈早泄患者的目的，方案如达泊西汀联合中成药等，有证据显示达泊西汀联合中医药的治疗效果更优，安全耐受性良好。

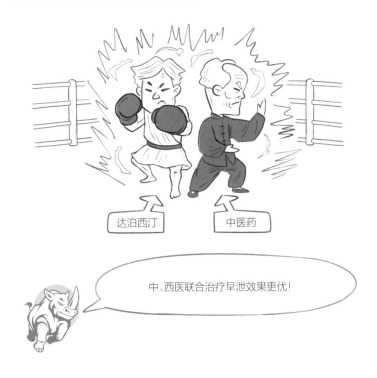

达泊西汀

中医药

中、西医联合治疗早泄效果更优！

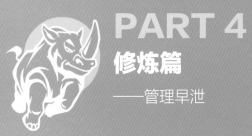

PART 4

修炼篇

——管理早泄

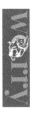

一、

选择正确的方式——需要具备辨别真伪的能力

对于性生活时间的焦虑，从年轻男性到"老司机"都不例外，用现在网络上很流行的一句话"伤害性不大，侮辱性极强"来形容早泄对男性的影响，最贴切不过了。

（一）伪科普招数

男科疾病隐私性强的特点，让很多男性难以启齿，这自然就给了很多黑心分子机会：从电线杆的小广告，到公交车、出租车上的流动广告，再到现在充斥在互联网上铺天盖地的广告，男科"伪"科普知识泛滥程度让人眼花缭乱、目不暇接。其宣传欺骗手段让男人们防不胜防，其招数无非就以下几种。

1. 夸大事实，连哄带骗　夸大手淫的危害，宣传手淫是早泄的原因，然后夸大男性正常性生活时间，让本来正常的男性都以为自己有早泄。

2. 低价引流，过度治疗　免费或低价检查、手术引流患者，例如包皮手术，患者进来后就会推荐各项检查，而且检查了必有问题,然后过度治疗。

3. 包装概念,忽悠患者　通过一些所谓仪器包装概念、阴茎脱敏疗程等,炒作这种治疗办法先进,忽悠患者购买套餐。

4. 捏造疾病,公然欺诈　在帮患者做包皮手术过程中,称患者有背神经敏感导致早泄问题,需要做阴茎背神经切断术,手术费上万元。

5. 冒牌检查,冒牌专家　广告号称最先进的阴茎敏感度检测仪,而公立医院往往没有这些检查设备。把一个普通的医生包装成知名教授、首席专家,这些所谓的专家有可能连中级职称都没有。

(二)三招辨真伪

面对这么多"糖衣炮弹",男性必须要保持足够的警惕性,掌握辨别男科科普知识真伪的能力,正确就医。一般地综合以下几个方面来辨别。

1. 科普文章的发表机构　是否出自正规出版社、媒体或互联网医疗平台。

2. 写科普文章的医生　查询医生是否为正规医疗机构医生,可以进入机构官网查询。

3. 科普文章内容表述是否客观真实　不夸大事实,可以综合多篇相关疾病内容进行比较。

如需就医，尽量在正规公立医院男科门诊完成首诊，但在我国还有很多公立医院没有男科门诊，也很难找到相关的男科专业医生，导致很多早泄患者感觉求医无门。在没有男科门诊的公立医院，可以去泌尿外科看诊，目前很多医院的男科隶属于泌尿外科。

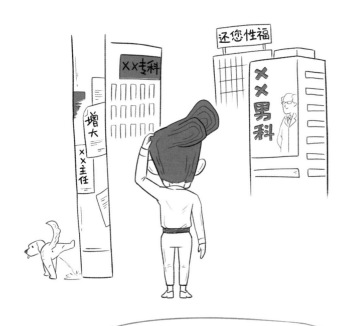

面对男科伪科普"知识"泛滥，需具有辨别真伪的能力并采取正确方式就医。

近几年互联网医疗在我国发展迅速，也比较正规，国家政策明确鼓励"互联网 + 医疗健康"方向，可以帮助解决中国医疗资源分布不均衡的一些问题，同时有助于提高居民健康意识。男科疾病现在很多作为慢性病症需要长期管理，其检查比较少，特别是复诊随访主要通过问诊即可，再加上隐私性强的特点，非常适合互联网医疗。早泄就是非常典型的男科疾病，需要长期管理、及时反馈并作出调整。

目前中国专业男科医生非常少，与庞大的男科患者的需求不匹配，互联网医疗让更多的早泄患者享受到专业医生的服务和健康管理指导。患者只需找到正规的互联网医疗平台，选择正规的男科医生咨询看诊即可，其看诊后记录数据也会保存，作为之后健康管理的依据。

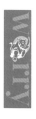

二、

做好长期的准备——早泄需要长期跟踪管理

早泄治疗是一场"持久战",在这一过程中,很多患有早泄的男性非常关心两个问题:早泄能彻底治愈吗? 需要长期吃药吗?

其实早泄和大多数疾病一样,在医学上没有治愈的标准,就像我们生活中的车一样,车抛锚了经过修理好后我们照样开,但你不能保证以后车就不会抛锚。如果你注意爱护车,定期保养,车有可能就不抛锚或是抛锚概率很低。对于早泄治疗也一样,如果治疗后不再出现问题,我们就可以认为是治愈了。

首先,清楚治疗早泄的目的是提高男女双方的性生活满意度。清楚了目的才会有自己对治愈的合理标准,管理好自己对于时间的期望值。引导、促进男女双方的性生活满意度才是关键,所以,早泄治疗贵在坚持。

其次,治疗早泄的主要药品盐酸达泊西汀片是按需服用的药品,如果按需服用效果不理想,医生会推荐疗程用药方案,很多男性就很关心什么时候可以停药,长期用药是否安全的问题。

早泄治疗和我们过独木桥是否需要帮助的过程很像,有人能很自如地通过独木桥,这部分人就相当于没有早泄困扰的男性;有部分人平衡感很差,一上独木桥就容易摔跤,这部分人就相当于有早泄,其中有些人训练(相当于早泄的行为、心理治疗)一段时间就可以自己过独木桥,有些人训练后效果仍不好,需要借助外力的搀扶帮忙(相当于早泄的药物治疗)过独木桥。如果服用一段时间药物后,他自己就能单独过去了,那么这种情况就可以尝试停药;如果离开药物帮助就会摔跤的话,就需要长期服用。

盐酸达泊西汀片按说明书中剂量服用并不会引起药物蓄积,也无依赖性和成瘾性,可以长期服用。所以,早泄的治疗需要重视个体差异性,保持平常心,做好长期跟踪管理。

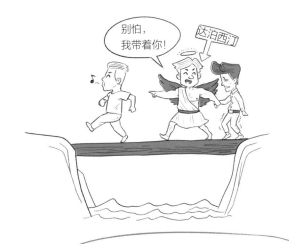

别怕,我带着你!

达泊西汀

有的人控制力好,可以自如掌控性生活,有些人控制力不好,就需要借助药物的帮助。

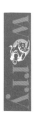

三、

掌握评估的方法——正确客观看待个体差异

早泄的健康管理是一个长期持续的过程,要打赢这场"持久战",自己对于疾病效果评估跟踪是非常重要的,要做到"心中有数",才能真正"行之有方"。

对于一段时间治疗效果的评估,我们最基本的就是用"时间"前后对比这个客观指标来评价,虽然时间这个指标很客观,但其实计算和测量手段又很主观。

首先,谁来计算测量? 我们建议由性伴侣来测量比自己测量更合适和客观,自己去测量很容易分散注意力,影响实际状态。

其次,如何界定开始与结束的时间点? 一般是通过秒表测量阴茎插入阴道到射精开始的时间,医学上称之为"射精潜伏期"。

最后,这个数据有意义的前提是建立在有规律性生活的情况下,而不是偶然一两次的时间。

规范了时间测量的标准,又有一个新的客观的问题,就是放在里面没有抽动,测量的时间也合理吗?

当然不合理。所以,在医学上有了另外一个测量指标——抽动次数,"时间 + 抽动次数" 双重指标来判定,以抽动次数为标准:阴茎插入阴道中抽动次数少于 30 次为早泄,同样的性生活时间但抽动次数明显增加也是治疗有效的一个参考指标。

除了时间,早泄的三要素还包括射精控制力和性满意度。这两个指标就比较主观,在医学上,多种基于患者报告结果的问卷被设计出来,最常用的是《早泄评估问卷量表》,我们可以用来做自我评估。

同样的医生,同样的治疗手段,有的人效果非常好,而有的人没效果,这样的结果在早泄治疗中常有发生。所以,在早泄治疗及健康管理中,需要正确、客观地看待个体差异,自己参与到治疗方案制定中非常重要,通过跟踪和记录在治疗过程中自己的行为习惯、不同治疗手段所带来的不同效果与治疗周期等,反馈给医生,并逐渐找到适合自己的各种有效治疗手段及其方案。

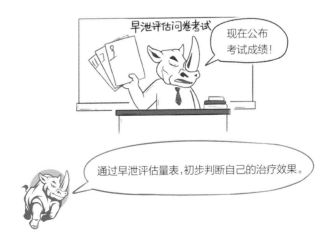

早泄评估问卷考试

现在公布考试成绩!

通过早泄评估量表,初步判断自己的治疗效果。

四、

养成良好的习惯——在快节奏中学会慢生活

现代生活已经被快节奏扰得七零八落，来不及好好吃顿饭、来不及好好跑跑步、来不及好好睡一觉、来不及好好谈谈情。

社会的快速发展给人们带来了高品质生活，同时也带来了前所未有的健康问题，社会的竞争日趋激烈，快节奏的生活让现代人一直在忙碌，忙完工作忙孩子，忙完孩子忙老人，忙完老人忙家务，由于工作时间长，生活压力大，健康饮食被弱化，规律运动被忽略，同时也挤压了男女双方的性爱时间，让性生活变得匆忙。

这种快节奏的生活会让人精神长期处于紧张状态，导致中枢神经和自主神经系统功能失调，男性在性生活方面也很容易表现为早泄，让更多的男性成了性爱中的"快枪手"，越是这个时候，我们越应该真心珍惜和对待每一次性爱机会。通过自我调节养成良好的习惯，放慢生活的脚步，从容地面对工作和生活，我们的身心就会处于一种平衡的状态，我们就会发现，慢不但能提高生活的品质，还能带来愉悦的性生活体验。

早泄患者可以尝试从饮食、运动、习惯三个方面进行改善。

（一）早泄的饮食处方

中医认为，早泄与精液的闭藏和泄泻密切相关，宜多食温补肾气、清热利湿、滋阴补肾的食物，如大枣、糯米、山药、车前草煲猪小肚、核桃栗子糖羹、芡实粉粥、莲子茯苓糕等；少吃生冷性寒、辛辣、油腻的食物。饮食的调理虽然说没有办法从根本上治疗早泄，但是对于病情的恢复却有非常大的帮助。

（二）早泄的运动处方

多进行体育锻炼不仅可以增强我们的身体素质，还有助于早泄得到更好的治疗，具体的运动项目可根据个人而定，但强度不宜过高，也不宜过低。

1. 全身性运动　打太极拳对治疗早泄有明显帮助，太极拳可以调身、调心、调息，通过意念集中有利于提高对射精的控制力，其他包括慢跑、游泳、爬山、球类运动等。

2. 针对性运动　以下几种运动可针对性改善血液循环或增强肌肉力量，从而有助于缓解或治疗早泄。

（1）提肛运动：可以促进局部血液循环，提升括约肌功能，建议每天 50 次左右。

（2）深蹲：主要练习臀部肌肉，第一周每天 2 次，每次 20 个，然后根据自身情况渐进加量。

（3）仰卧起坐：有利于增强盆底肌肌力，促进会阴部血液循环，一般早、晚各进行一次，每次 100 个；坚持这些运动一段时间，有助于改善对射精的控制能力。

（三）早泄的习惯处方

1. 规范作息时间　起居有常，少熬夜，保证睡眠时间，提升睡眠质量。

2. 少吸烟、酗酒　长期吸烟或酗酒如果不加以节制的话，就会对性生活带来影响。

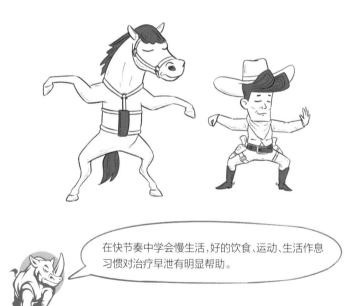

在快节奏中学会慢生活，好的饮食、运动、生活作息习惯对治疗早泄有明显帮助。

3. 正确对待手淫　别把手淫当成罪恶，总感觉有负罪感，认为手淫是导致早泄的原因。适度的手淫有益健康，过度的手淫和对手淫的不正确认知是有危害的。

4. 规律性生活　根据自己的年龄和身体状态保持规律的性生活频率，不能纵欲过度或禁欲。

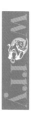

五、

拥有健康的心理——积极乐观自信面对早泄

我们常说"七分精神三分病",这句话用在早泄这一疾病上最贴切了,精神、心理在早泄的发生、发展及治疗过程中起着非常重要的作用。

早泄是一种最常见、最典型的影响身心健康的男科疾病,早泄患者通常情况下身体并无不适,不影响正常行动,做检查也没啥问题,但它会引起心情不高兴,产生消极的情绪,如忧虑、苦恼、心烦等,上着班却干不下去,效率下降,不愿与人交往,甚至躲避性生活,反过来这些不良的情绪会加重早泄,自信不足的男性总是担心性生活时间不能满足女性伴侣,会造成男性更快地射精。

早泄的男性怎样才能保持良好的心理健康状态呢?

1. 学会接受现实,乐观面对　很多男性第一次性生活时出现过快射精,一部分可能是初次性生活紧张导致的,另一部分可能是原发性早泄。这个时候男性不应该过于担心和紧张,如果紧张或经验不足导致,很快就能恢复;如果是原发性早泄,只要乐观积极面对,干预后也能改善性生活时间,达到满意性生活。

2. 学会自我调适，调整情绪　与朋友聊天时，经常有朋友会吹嘘自己性生活的时间久，相比之下比较容易让早泄的男性产生自卑。这个时候需要学会自我调节，首先，很多男性都会夸大自己的时间，大部分男性一般不超过 10 分钟；其次，通过科学的训练和治疗，能延长性生活时间，达到满意性生活，要调整好自己的情绪。

3. 学会与伴侣相处，积极沟通　早泄的男性很多时候需要面对女性的抱怨或不满，这个时候首先要理解女性，与女性积极沟通，刚开始可以通过增加性前戏或性后戏让女性在整个性过程中得到更好的体验，同时积极表达自己的需求，在女性的帮助或鼓励下，在医生指导下，逐渐延长性生活时间。

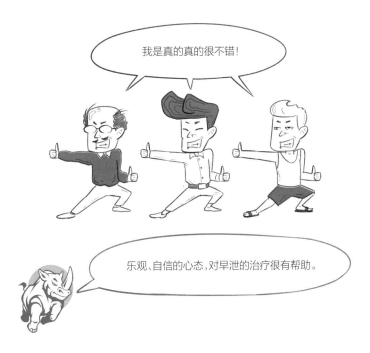

我是真的真的很不错！

乐观、自信的心态，对早泄的治疗很有帮助。

总之,保持积极、乐观、自信的人生态度,把性生活时间的目标定在自己力所能及的范围内,与伴侣沟通调整好她的期望值,建立良好的情感关系,培养健康的生活习惯和兴趣爱好,积极参加社会活动等,均有助于保持和促进心理健康。

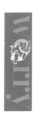

六、
重视女方的参与——双方满意才算治愈早泄

　　女方的参与对于早泄的治疗和健康管理非常重要。对于早泄,我们建议男女双方同时来就诊,对患者及伴侣同时进行心理疏导和治疗才能取得好的效果。

　　早泄程度与伴侣感情的关系也非常密切,女性伴侣的抱怨、指责会给男方带来更多的压力,加重早泄的程度,从而形成恶性循环。相反,女性对男方表现出宽容的态度,在性生活时间短的时候,安慰、谅解,温柔体贴地帮助男方克服紧张、内疚心理,有助于形成良好的性伴侣关系,能有效地缓解早泄。

　　与精神、心理相关的早泄,对女方进行相关的认知教育和行为训练是非常重要的,有助于帮助男性建立信心及通过行为治疗改善早泄,形成一种良性循环,达到好的治疗效果。

　　早泄治疗的目的不仅仅是延长男性性生活时间,真正目的是要提高双方的性满意度。如何来评估双方的性满意度很关键,需要了解男女达到性高潮所需时间的生理性差异,从女性的角度出发,充分考虑女方的感受,总体来说特点就四个字"男快女慢"。

男女高潮大不同,男性通常只能在一次性生活中获得一次性高潮,大部分以射精为表现,射精结束意味着性高潮的结束,所以,男性不管射精快慢都能获得性高潮;而女性不同,属于慢热型,而且在一次性生活中,可能体验多次性高潮,也可能没有性高潮,往往不是通过性生活正戏时间长就能达到性高潮,有些女性需要好的环境,充足的前戏(性爱前的甜言蜜语、抚摸),还需要完美的后戏(性生活后双方留出一定时间继续亲密,如拥抱、聊天)。

如果男性不了解这种性反应周期的差异,只顾自己获得满足,再长的时间也没办法让伴侣有好的性满意度。所以,了解对方,多沟通交流,在延长时间的基础上,达到双方性满意度,才算真正治愈早泄。

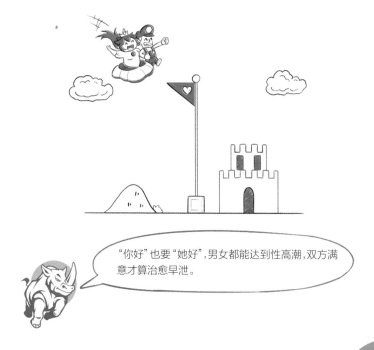

"你好"也要"她好",男女都能达到性高潮,双方满意才算治愈早泄。

06